LE CHOLÉRA

SON

TRAITEMENT FACILE ET INFAILLIBLE

MIS A LA PORTÉE DE TOUT LE MONDE.

PRIX : 2 FRANCS.

CORBEIL, typ. et stér. de Crété.

LE CHOLÉRA

SON

TRAITEMENT FACILE & INFAILLIBLE

MIS A LA PORTÉE DE TOUT LE MONDE.

MOYENS DE S'EN PRÉSERVER ET DE S'EN GUÉRIR

PAR

LE DOCTEUR ST. DE KALIÇKI,

HYDROTHÉRAPE.

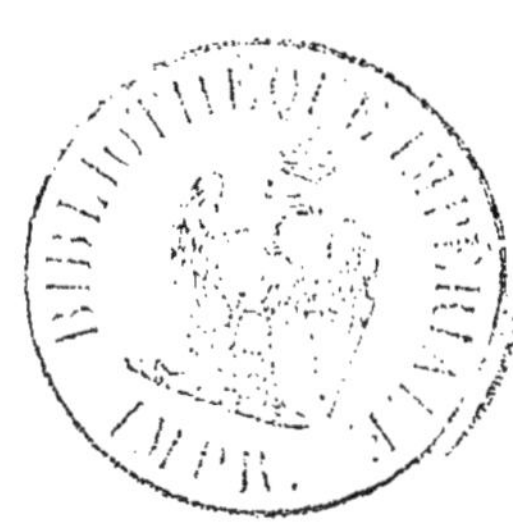

AVEC 11 PLANCHES.

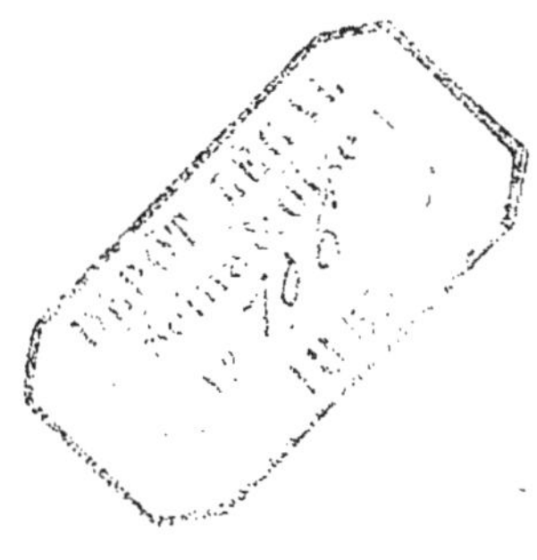

A PARIS

CHEZ J. B. BAILLIÈRE,

LIBRAIRE DE L'ACADÉMIE IMPÉRIALE DE MÉDECINE,

RUE HAUTEFEUILLE, 19.

A LONDRES, CHEZ H. BAILLIÈRE, 219, REGENT STREET.

A New-York, chez H. Baillière, 290, Broadway.

A MADRID, CHEZ BAILLY-BAILLIÈRE, CALLE DEL PRINCIPE, 11.

1853

PRÉFACE.

Lorsque le choléra a éclaté en Pologne, l'on n'ignore pas qu'il ne s'est pas arrêté à exercer seulelement ses ravages dans ce pays, mais que poursuivant sa marche désastreuse, il a couvert l'Europe de ses nombreuses victimes.

De la Pologne, il passait en Prusse, en Autriche et de là en Allemagne (remarquons que cette fois c'est encore ce qui a lieu); passant ensuite en France, les mers n'étaient pas pour lui un obstacle, et bientôt l'Angleterre en ressentait les atteintes.

Le fléau cette fois nous épargnera-t-il, ou bien, fidèle à son itinéraire, nous visitera-t-il de nouveau? Ce malheur arrivant, sa moisson serait malheureusement féconde, car ici l'on ignore encore les vrais et seuls moyens de le combattre. Oui ! et je le répète avec certitude, les moyens ordinaires employés jusqu'ici sont et seront toujours infructueux pour combattre le choléra.

Habitant aujourd'hui la France, possesseur de moyens infaillibles pour la guérison du choléra, je considère comme un devoir de publier ce traitement; puisse son efficacité protéger les Français, pour lesquels je ressens tant de sympathie.

Dans notre Europe, Priessnitz, le premier, a guéri le choléra; après lui les médecins de la nature, Weiss, Schroth, Thiel, Bleile, Baptista Vanoni; les docteurs Munde, Gleich et Steinbacher. Ce dernier faisait en 1849 des miracles en Gallicie et dans la Silésie autrichienne, conjointement avec les docteurs Thiel, Gross Schroeter, Rause et plusieurs autres médecins d'Allemagne, qui n'employaient, pour traiter cette maladie, que les moyens naturels, rejetant l'emploi de tout médicament.

Ce sont ces mêmes moyens que j'ai employés en 1849 en Pologne, en Prusse, et en 1850 à Hambourg et dans le grand-duché de Schleswig-Holstein, pour la guérison d'un grand nombre de personnes existantes encore aujourd'hui; je me permettrai d'en appeler à leur témoignage.

Je l'ai dit et je le répète, les drogues n'ont jamais guéri et ne guériront jamais le choléra, et de toutes les personnes prétendues sauvées par ces moyens, je dirai que celles seules chez qui la constitution était plus forte que la maladie ont été réchappées, ou elles n'avaient pas été violemment attaquées par le choléra ; voilà les seules personnes que les médicaments puissent sauver.

Mon âme est saisie d'horreur au tableau de la panique générale qui accompagne toujours l'invasion du choléra. Qu'il serait coupable le médecin qui, faible au point de se laisser intimider, partagerait cette frayeur ; qu'il serait encore plus blâmable celui qui, exploitant un pareil fléau, afin de se faire une réputation, ferait passer pour cholérique tout individu attaqué de quelque autre indisposition ! Des charlatans seuls seraient capables de pareilles actions, et leur réputation usurpée serait promptement réduite à néant. Quelques pays de l'Europe ont eu le malheur de voir plusieurs de ces bourreaux de l'humanité, par système, ils ont refusé la manière de guérir, dont il s'agit, qu'employaient cependant avec succès plusieurs hydropathes d'Allemagne.

Si le malheur voulait que le choléra vînt ravager la France, la loyauté des médecins de cette nation m'est trop connue pour douter un moment de leurs dispositions, et je suis persuadé qu'ils s'empresseront de suivre nos exemples, lorsqu'ils auront acquis la certitude, en me lisant, que mes moyens sont les seuls efficaces pour sauver de cette maladie.

J'en donne ici l'assurance : quiconque appliquera aux cholériques les moyens indiqués dans ce livre, se convaincra par lui-même que le choléra n'est pas aussi dangereux qu'on le croit ; qu'on peut non-seulement s'en préserver, mais encore en guérir, et il apprendra en même temps à ne plus le craindre pour l'avenir.

J'ai, j'ose le dire, la plus grande expérience dans le traitement du choléra ; j'offre ici mes services à tous, riches ou pauvres, c'est de grand cœur, et la certitude de l'infaillibilité de mes moyens me donne l'assurance que je montre ici. Ma plus belle récompense, et je n'en demande point d'autre, sera la preuve irrécusable que l'on peut, non-seulement se préserver du choléra, mais encore en guérir.

Paris, le 25 janvier 1853.

DU CHOLÉRA.

Depuis 1829, époque de la première invasion du choléra en Europe, ce funeste fléau, venu d'Asie, moissonne les victimes par milliers.

C'est malheureusement le sort réservé à ceux qui n'emploieront pas contre lui le seul adversaire que l'on puisse lui opposer avec succès : l'*eau* ; c'est le seul ennemi capable, sinon de l'anéantir, du moins de le rendre insignifiant et peu dangereux.

Ce moyen seul, j'ose le dire, a sauvé des milliers de malades ; beaucoup d'autres ont été employés, ou pour mieux dire essayés, mais ce n'a été qu'aux dépens de la vie de ceux à qui on les a appliqués.

Grand nombre de médecins ont fait tous leurs efforts pour trouver un remède au choléra, ils ont cherché activement un moyen de le guérir auquel on pût appliquer un nom médical. Quelques-uns ont obtenu une renommée apparente dans le traitement de cette maladie; mais bientôt attaqués à leur tour, ils ont reconnu l'insuffisance de leurs moyens et ont succombé aux atteintes de celui qu'ils avaient espéré vaincre.

Tout le jeune monde médical s'est posé cette question : Qu'est-ce que le choléra, et par quels moyens serait-il possible d'arrêter sa marche destructive? Il est vrai que la connaissance de la cause aurait amené celle des moyens de guérison ; mais, être toujours indéfinissable , il s'est refusé à toute analyse et a continué ses ravages , enlevant sans distinction d'âge, de sexe ou de position, médecins et malades.

Au milieu de la confusion et de la panique produites par l'apparition du fléau , des spéculateurs ont publié grand nombre de brochures renfermant, disaient-ils , les moyens de guérir le choléra; les librairies européennes en étaient encombrées; mais malheureusement l'expérience a vite prouvé l'inefficacité de ces remèdes, et les morts , aussi nombreux qu'auparavant, donnaient un démenti formel à ces assertions mensongères; aussi, ces brochures furent-elles abandonnées et reléguées dans quelque coin par les acheteurs trop crédules.

Il a paru sur cette matière tant d'ouvrages divers, il a été soutenu tant de thèses, émis tant d'o-

pinions et de conjectures, pendant les vingt derniè-
res années, que si celui qui s'attachait à les suivre
n'y perdait pas la raison c'est qu'il n'en avait plus.

Nous laisserons donc aux autres le soin de se
creuser la cervelle, pour définir le choléra; pour
nous, en attendant que nous apprenions quelque
chose de plus positif, nous resterons avec cette conviction, que le choléra n'est autre chose qu'une
invasion interne de molécules étrangères et veni-
meuses, portant une perturbation violente dans
notre organisme, et tellement en opposition avec
cet organisme que, si celui-ci n'est pas assez fort
pour les repousser, ou si nous ne les expulsons
promptement par les moyens convenables, la mort
devient le résultat immédiat de leur présence.

En quelques mots, le choléra est un ennemi
excessivement puissant qui attaque notre organisme et lui livre des combats violents, qui ne
peuvent finir que par la mort de celui des deux
adversaires qui est le plus faible.

Or, comme les docteurs de la nature et leurs
imitateurs, sans s'occuper de l'origine et de la dé-
nomination de cette maladie, se basent, sans jamais s'en écarter, sur ce principe : « Tu es malade,
mais ton organisme est plus fort que le démon
morbifique lui-même qui s'est logé dans ton corps,
tu dois donc l'emporter sur lui, » ils aident et for-

tifient la nature , et guérissent le choléra par les moyens hydrothérapiques.

Ces mêmes docteurs désignent encore les caractères du choléra par le terme de « stagnation, » expression bien mieux sentie pour eux que toutes les dénominations et tous les raisonnements scolastiques et pédantesques employés jusqu'ici. Or, toute stagnation est résolutive, dans n'importe quelle partie de notre corps elle ait lieu, non au moyen de drogues , mais bien à l'aide des procédés et remèdes naturels ; employons donc ces moyens, la stagnation cessera, et nous aurons opéré la guérison.

Les opinions émises sur l'origine du choléra , basées sur les observations faites , permettent de soutenir avec raison que ce fléau prend sa source dans les exhalaisons putrides de matières corrompues, existant en quantité dans certaines contrées ; ces vapeurs morbifiques, entraînées par les courants d'air , s'introduisent par la respiration dans l'intérieur des personnes et y agissent épidémiquement ; aussi, est-ce dans les contrées marécageuses et humides que le choléra exerce ordinairement les plus grands ravages ; les maisons et les caves humides surtout , lorsqu'elles sont habitées par plusieurs personnes, offrent plus de prise à son action destructive.

Le choléra ne serait-il pas un exécuteur envoyé

par la nature pour punir, et à bon droit, tous ceux qui semblent se faire un jeu de ses saintes lois, lois posées pour régler notre vie et que nous violons si souvent pour ne vivre qu'à notre fantaisie ; c'est mon avis, j'espère le voir partager par plus d'une personne.

Enfin, comment a-t-on parlé du choléra ? qui en a parlé ? quelle est sa nature ? peu nous importe ; sachons seulement qu'il devient souvent mortel ; ainsi prévenus, tâchons de répondre à cette question plus importante encore :

Comment se préserver du choléra ?

Il y a dix-sept ans, on écrivait sur la prophylactique (moyens de se préserver) du choléra, les moyens les plus pervers et les plus absurdes ; exceptant même les charlatans, il nous restera encore les eaux anticholériques, composées de racines, les vins anticholériques, les bierres et les porters anticholériques, drogues patronées par des noms souvent trop connus, et achetées par le public, qui se gorgeait de ces fatales boissons jusqu'à en perdre les sens ; des pilules, des poudres, la graine de moutarde crue, les oignons, l'ail, que la peur faisait manger avec excès, et qui souvent donnaient le choléra à ceux qui sans cela ne s'en fussent jamais ressentis.

On se frictionnait avec de l'ail et du goudron, on buvait à grands traits des eaux goudronnées, on se lavait avec des solutions de chlore, et mille autres moyens plus inutiles et charlataniques les uns que les autres, étaient employés avec fureur.

On ceignait des ceintures de flanelle, baptisées depuis du nom de ceintures anticholériques; il était expressément défendu de sortir à jeun, et l'on prescrivait de manger avant des aliments chauds ; sous ce prétexte, l'on se gorgeait d'aliments dès le matin, l'on s'échaudait les intestins avec du thé ou des alcools, et tous ces préservatifs souvent prédisposaient au choléra au lieu de le prévenir.

Craignait-on l'invasion du choléra dans les appartements? on les calfeutrait des journées entières, l'on y versait sur des pierres chauffées du chlore et du vinaigre, et à quoi arrivait-on? à étouffer dans un air corrompu. La panique était générale, la réflexion ne venait en aide à personne ; tous les moyens étaient bons ; étaient-ils efficaces? Non ! et loin de là, car le fléau destructeur enlevait sans distinction et les inventeurs et ceux qui mettaient en pratique les procédés indiqués, et cela, parce que la nature, violée dans ses règles les plus saintes, aurait pu seule, en se conformant à ses lois, éloigner le danger, et que loin de s'y soumettre, ces lois étaient méconnues, et cependant elles sont notre seul préservatif contre les maladies ; croyons le bien, et nous nous garantirons en les observant de toutes maladies, mais surtout du choléra.

§ 1. — Lois ou moyens de se préserver infailliblement du choléra.

A. Non-seulement ne pas craindre le choléra, mais encore ne pas y penser, ne jamais admettre qu'on puisse en être attaqué, se fortifier dans l'intime conviction qu'il ne peut et ne doit nous atteindre. Les meilleurs moyens d'arriver à ce résultat, sont : de conserver sa gaieté, de ne pas fatiguer son esprit par des occupations continuelles, éloigner toutes impressions émouvantes, en un mot, rejeter loin de nous tout ce qui peut causer tristesse, chagrin ou embarras.

B. Éviter les contestations et les disputes qui engendrent la colère et la fureur, états dans lesquels nous perdons toute présence d'esprit : la colère engendre la jaunisse, l'épilepsie, quelquefois l'apoplexie, et même la folie, pourquoi n'engendrerait-elle pas le choléra ?

La plus grande tempérance doit présider à nos repas. De l'usage plus ou moins régulier et tempéré de la nourriture, dépend la formation plus ou moins bonne des fluides ou sucs vitaux régénérateurs du sang ; la qualité de ce dernier dépend donc de la manière dont nous vivons.

C. L'affaiblissement des forces vitales de l'organisme, par les saignées, les sangsues ou les ventouses, les vomitifs ou la purgation sont des moyens homicides, celui qui les prescrit et celui qui les souffre sont : le premier un coupable, le second une victime trop faible, puisque sa volonté peut mettre obstacle à un moyen qui, s'il n'engendre pas le choléra, cause toujours de grandes perturbations dans le système économique.

Arrière donc toutes drogues ou médicaments, l'expérience m'a trop bien prouvé qu'ils préparent et disposent notre organisme aux attaques du choléra.

D. Il est urgent de se donner beaucoup de mouvement, surtout en plein air : l'air pur vivifie notre sang, fortifie nos nerfs, et par là nous préserve de maladies qui, pour la plupart, dérivent de la non-activité de nos organes corporels.

Autant l'air pur a une heureuse influence sur notre santé, autant l'air corrompu, renfermé, condensé, en a une pernicieuse ; nous devrons donc continuellement chercher à respirer le premier, c'est lui seul qui détruit les prédispositions à la maladie ; c'est lui aussi qui, lorsque nous le respirons souvent, nous rend insensibles aux changements de température.

Je donnerai le conseil à tout travailleur qui ne peut se promener chaque jour, de tâcher de travailler en plein air, ou du moins les fenêtres ouvertes, surtout dans les ateliers ou le grand nombre d'ouvriers réunis vicie l'air très-promptement.

L'on a recommandé plus haut de ne pas fatiguer l'esprit, on doit bien se garder aussi de s'imposer un travail manuel trop pénible.

Les employés de bureau devraient travailler, non pas assis, mais debout; dans cette première position, courbés et penchés, les écrivains ressentent une pression abdominale qui trouble les digestions, entraîne les maux de tête, les congestions, les hémorroïdes et mille autres souffrances qui prédisposent au choléra.

Nous conseillerons donc à ceux qui travaillent assis, de se lever souvent et de se frictionner les reins; par ce moyen la chaleur s'étendra par tout le corps, ce qui occasionnera l'activité de la circulation et par conséquent donnera des forces à l'estomac.

Les meilleures heures de promenade sont celles du matin après le lever, et le soir vers trois heures de l'après-midi.

Lorsqu'un malade se promène pendant les cha-

leurs, son mouvement doit être ralenti, car le pas
trop accéléré excite une transpiration continuelle
qui nous affaiblit; nous conseillerons donc pendant l'été les promenades de grand matin, et pendant la soirée comme beaucoup plus salutaires.
Dans les saisons froides, les promenades pourront
se faire à midi; du reste, que le temps soit beau ou
mauvais, il ne faut faire aucune attention à la température.

E. Après le travail, le repos, il est indispensable,
c'est la loi de la nature : la nuit après le jour, l'hy-
ver après l'été, voici des exemples bien frappants.

Le travailleur ne devrait jamais prolonger son
travail outre mesure, le repos au sein de sa famille
ou parmi ses amis est le juste prix d'un labeur bien
réglé; travailler outre mesure, c'est abuser de nos
forces, c'est enfreindre les lois de la nature et nous
exposer aux maladies, surtout au choléra.

Il est fort mauvais de prolonger les travaux fort
avant dans la nuit, le repos du sommeil est une
des premières conditions de la vie; comme la nourriture, l'air et l'eau, le sommeil est indispensable,
sans lui, on ne pourrait vivre longtemps.

Le repos au milieu de notre activité est fort
agréable et même utile, mais celui de la nuit est
indispensable; il renouvelle et rétablit nos forces
épuisées par le travail de la journée.

Le repos, pour être bon et bienfaisant, a besoin d'être goûté dans des conditions locales bien appropriées.

Coucher la tête et la poitrine trop hautes, surtout lorsque nous sommes jeunes, cause le rétrécissement de la poitrine et du bas-ventre ; si le contraire a lieu, il en résulte des maux de tête, des étourdissements, des bourdonnements dans les oreilles.

La tête placée à la même hauteur que les épaules et le reste du corps, ou tout au plus un demi-pied plus haut, voilà la manière de se coucher la meilleure.

Le coucher sur le dos occasionne des ronflements, des rêves, des cauchemars, etc., etc.; cela interrompt le sommeil ou le rend fort agité. En couchant sur le côté gauche, une pression s'opère sur le foie et les intestins, la respiration devient pénible, la circulation est gênée, et ces inconvénients troublent notre sommeil. Il convient donc de se coucher sur le côté droit, les jambes légèrement pliées, la bouche entr'ouverte, pour éviter le desséchement des organes dé la respiration et par suite le ronflement.

On ne doit jamais se forcer à dormir, ni s'habituer à dormir fort peu : une nuit d'insomnie consacrée à la joie, à la tristesse, au travail, a toujours sur notre santé les plus pernicieuses influences. Le sommeil, et après lui un lever matinal, sont d'excellents moyens hygiéniques contre toutes indispositions.

Cinq à six heures de sommeil sont suffisantes à notre santé ; je conseillerai toujours de dormir deux heures avant minuit, le sommeil a alors des qualités réparatrices beaucoup plus efficaces ; une fois minuit passé il n'est plus aussi bienfaisant.

Pour les personnes fortes et jeunes, le sommeil pendant le jour est très-nuisible ; pour les personnes d'une constitution faible et maladive, le sommeil de jour est utile, cependant il ne faut pas le provoquer, mais s'y laisser aller lorsqu'il vous gagne, c'est tout ce qu'on peut se permettre.

Rester au lit après le réveil corrompt les bonnes séves du corps, affaiblit et énerve l'organisme ; aussitôt éveillé il faut donc se lever, puis s'occuper, cela est une excellente habitude.

L'habitude de coucher plusieurs dans une même chambre est pernicieuse, celle de coucher deux dans un même lit l'est encore davantage ; l'une des deux personnes est nécessairement plus maladive que l'autre, et par ce rapprochement, l'une se trouve condamnée à respirer les exhalaisons malsaines de l'autre. Je blâme hautement les gens mariés qui couchent ensemble, cela est un véritable empoisonnement qui attaque lentement les poumons de l'homme, surtout au moment des règles de la femme, car les exhalaisons qui s'émanent alors sont très-pernicieuses.

La recommandation que je fais ici, je la renouvelle plus sévère encore pour les jeunes enfants, dont les tempéraments sont encore plus incompatibles avec les nôtres, que ceux de deux personnes du même âge.

F. La peau absorbe par ses pores tout ce que l'air renferme de salutaire et d'indispensable aux fonctions de nos organes ; ce sont aussi les pores qui, par les sueurs, débarrassent notre organisme des âcretés nuisibles à notre santé : pour lui conserver l'aptitude à ces fonctions importantes, il est urgent de la maintenir toujours dans le plus grand état de propreté.

La sueur sortant à travers nos pores, en si petite quantité que ce soit, est toujours grasse et liquide ; s'unissant à la poussière répandue dans l'air et à celle de nos vêtements, elle forme sur la peau un enduit qui s'y colle et s'y dessèche ; il faut donc avoir le plus grand soin de l'enlever, soit par les bains, soit en se lavant le corps ; car cette couche calleuse (appelée vulgairement crasse) bouchant tous les pores, en empêche les fonctions naturelles ;

de là résulte un grand nombre de maladies fort dangereuses.

Je conseillerai donc, pour éviter ces mauvais résultats, de ne pas attendre que cette couche calleuse s'épaississe et devienne visible, mais bien de se laver chaque matin tout le corps en même temps que l'on se lave le visage, et trois ou quatre fois la semaine avec du savon ; je disavec du savon, car ce dernier a la propriété de dissoudre la couche calleuse, ce que ne peut faire l'eau pure.

Par ce moyen la peau conservera toutes ses propriétés d'absorption et de sécrétion.

En temps de choléra, il serait fort salutaire de se laver chaque matin le corps à l'eau froide. (Si l'on était frileux, pendant les premiers jours l'on se servirait d'eau tiède ; refroidissant ensuite progressivement, on arrivera facilement après quelques jours à se servir facilement d'eau froide.)

L'eau froide donne la vie à la peau, l'excite et la rend plus propre à fonctionner ; elle fortifie les muscles et les nerfs, elle rend notre organisme capable de braver les influences d'une température froide, elle nous préserve des maladies, en particulier du choléra.

G. En se lavant le corps il faut surtout observer ce qui suit : se frictionner vivement avec le plat des mains le bas-ventre, les reins, le dos, les bras et les jambes ; par ces frictions l'on fortifie le tissu de la peau, on excite la chaleur, on active les fonctions animales, enfin l'on facilite et accélère l'exhalation. En frictionnant les intestins, on fera attention à la direction dans laquelle ils accomplissent leurs fonctions, et c'est dans cette direction que l'on fera marcher la main.

Le lavage du corps et les frictions qui le suivront ne dureront que cinq à dix minutes au plus, ce que l'on pourra renouveler toutes les fois que l'estomac sera vide. Après cela, une promenade en plein air sera le meilleur moyen de ne pas arrêter l'essor du mouvement imprimé aux séves du corps par le repos de la nuit.

Cette opération est très-salutaire aux personnes qui mènent une vie sédentaire, personnes par cela même sujettes à l'hypocondrie, à l'indigestion et à mille autres maladies. Cette opération aide encore à la dissolution des séves épaisses amassées dans les intestins par suite de l'état sédentaire de l'individu, elle provoque leur écoulement et préserve ces personnes du choléra, qui sans cela les attaque presque toujours.

H. Maintenez la plus grande propreté pour votre linge, votre habillement et vos literies ; pour ce qui est de se vêtir ou de se couvrir au lit, il faut suivre la température. Changez souvent de linge, qu'il soit toujours frais; dans la saison des chaleurs changez-en tous les jours, c'est une précaution que je recommanderai pour chaque jour aux personnes qui se livrent à des travaux pénibles excitant la sueur. En hiver on peut n'en changer que deux ou trois fois par semaine; ne vous servez jamais du linge de nuit pour le porter le jour. Que les literies soient soumises à tous les soins possibles de propreté et d'aérement.

I. Que le vêtement, indépendamment de sa propreté, soit en rapport avec l'âge et la complexion de la personne; le climat, la saison, la température y sont aussi pour beaucoup.

Se vêtir toujours de manière à préserver son corps, jamais de manière à l'amollir, se vêtir dans ce but plutôt un peu légèrement que trop chaudement : il vaut mieux avoir un peu froid que trop chaud. Cependant, nous ferons exception pour les personnes d'un faible tempérament, dont les mouvements moins vifs nécessitent plus de chaleur artificielle. Les personnes vives et bien portantes, quoique habillées légèrement, se réchauffent promptement par le moindre exercice. En hiver, cependant, il faut toujours se couvrir de manière à ne pas prendre de froid.

Nos vêtements ne doivent être ni trop larges ni trop étroits, mais ces derniers surtout doivent être soigneusement évités, ils s'opposent à l'aspiration de l'air, par les pores de la peau et à son influence sur elle, occasionnent une trop grande affluence de sang dans un même endroit ; ils empêchent la libre circulation du sang, rendent les digestions difficiles, et il en résulte les plus graves maladies. Les corsets, les gilets de flanelle, les ceintures et même les jarretières peuvent occasionner des accidents graves.

Ne portez jamais la flanelle sur la peau, cette habitude est mauvaise ; celle des tricots, des caleçons, des bas ou chaussettes de laine appliqués sur la peau l'est également ; c'est toujours la toile ou le coton qui doit premièrement recouvrir la peau par-dessous ce que vous voudrez.

L'habitude de porter de la laine sur la peau la fait dépérir.

K. Il a été parlé plus haut de la propreté des literies, ajoutons ici qu'il sera très-bon de les aérer chaque matin s'il est possible.

Les exhalaisons de notre corps pénètrent les couvertures et les matelas, il faut les battre le plus souvent possible, pour éviter l'infiltration de ces exhalaisons putrides dans notre corps.

Je voudrais voir supprimer tous les édredons et lits de plumes : leur usage excite la transpiration et rend ensuite la peau moins apte à ses fonctions.

Couvrez-vous en hiver d'une couverture de laine posée sur le drap de lit, en été conservez un simple drap. J'approuve l'usage des matelas de crin ou de laine.

Coucher avec des caleçons, des tricots ou des chaussettes, est une habitude pernicieuse et malsaine ; celle de bassiner le lit n'est pas moins mauvaise : si l'on a peine à se réchauffer, que l'on se couche entre deux couvertures de laine, ce moyen est excellent.

L. La propreté est le plus sûr garant de la santé. Que nos maisons et nos chambres soient donc entretenues avec soin, surtout nos chambres à coucher ; en été, que les croisées soient ouvertes nuit et jour, en hiver même, lorsqu'il fait beau, ne craignons pas de les ouvrir pour renouveler l'air corrompu qui s'y trouve ; les aromates, l'encens, ne servent qu'à vicier l'air et à le condenser. L'on ne doit jamais chercher à parfumer ses appartements en versant des vinaigres aromatisés sur des fers chauds. Ne laissez jamais de fleurs dans les chambres à coucher, le gaz acide carbonique qui s'en échappe peut occasionner l'asphyxie.

Préservons-nous de l'humidité et des exhalaisons puantes, éloignons les acides de toutes sortes, les plantes et racines aromatiques, les peaux non tannées, les vieux habits, les vieilles chaussures, le linge sale, l'eau de savon, les fromages puants, les graisses gâtées, les boissons non fermentées, etc., etc.

Il faut s'abstenir de faire la lessive et de repasser dans les chambres qu'on habite.

Nous renouvelons encore ici la recommandation de ne pas coucher deux, et nous supplions les médecins français de propager cette doctrine, elle est éminemment conservatrice.

M. Ne laisser jamais séjourner dans les cours de nos habitations des eaux sales ni aucune ordure; que les lieux d'aisances soient souvent vidés et nettoyés, et, dans le cas où il y aurait des malades, il serait urgent de les faire nettoyer chaque jour. Que l'on arrose et nettoie les ruisseaux avec de l'eau, pour que les mauvaises exhalaisons ne pénètrent pas dans les logements.

Les habitants des villes devraient s'abstenir de verser leurs eaux sales dans les ruisseaux; la police française acquerrait des droits à la reconnaissance, en faisant supprimer cet abus, plus marquant encore dans quelques grandes villes d'Allemagne, où l'on voit éternellement de la boue provenant des ordures qu'on verse et jette dans les ruisseaux des rues.

Une propreté très-grande doit être maintenue dans les étables et les écuries.

Lorsque le choléra règne, il faut fuir les habitations situées dans les pays bas et marécageux ; cette épidémie ne manque jamais de les visiter.

L'intérieur des habitations où seront morts des cholériques doit être blanchi à la chaux ; si les chambres étaient tapissées, on renouvellera cette tapisserie ; les boiseries et plafonds seront lavés.

N. Pendant la durée de cette calamité on évitera de fréquenter les églises, l'air y est déjà corrompu par l'odeur des cierges et de l'encens, et il le devient encore plus par les mauvaises exhalaisons de la foule qui s'y réunit, foule dans laquelle se trouvent toujours beaucoup de gens malsains. Que l'on dise donc ses prières chez soi ou à ciel ouvert ; Dieu est partout, il entendra toujours celles que nous lui adresserons.

Il faut aussi éviter de fréquenter les cafés, les estaminets et autres lieux semblables, où la fumée du tabac, les émanations de l'éclairage au gaz ou à l'huile, celles des boissons alcooliques, vicient l'air et le rendent propre à engendrer des maladies très-graves.

O. Les personnes maladives et sujettes aux catarrhes, éviteront de se mouiller les pieds, et pour, dans le cas ou cela arriverait, en éviter les fâcheuses conséquences, elles prendront en se levant, trois fois par semaine, des bains de pied à l'eau froide pendant dix à quinze minutes ; les pieds ne seront submergés que jusqu'aux chevilles. Le bain pris et les pieds bien essuyés, elles feront une promenade d'une demi-heure ou d'une heure. Le soir en se couchant elles se frictionneront les pieds pendant cinq minutes avec de l'eau froide. Procédant ainsi, les pieds seront toujours chauds, et, s'il arrivait qu'ils fussent mouillés, la santé n'en serait nullement altérée ; cependant par précaution l'on pourrait alors prendre un bain de pied froid, qui durera quinze minutes, et pendant lequel l'on frictionnera les pieds ; puis après les avoir essuyés, on fera une petite promenade de vingt minutes, afin de les réchauffer.

P. Pendant le choléra, on se gardera bien de prendre du café, du thé, du chocolat, des tisanes et autres boissons chaudes, on s'abstiendra également de liqueurs alcooliques, ou obtenues par la fermentation : ces boissons ont la propriété d'échauffer violemment le sang et l'estomac, elles donnent à ce dernier des forces factices ; mais ces forces tombent entièrement et détruisent en même temps les forces naturelles de cet organe. Il est donc défendu d'user de ces boissons sous aucun prétexte, seraient-elles même indiquées comme remèdes anticholériques ; je prescris de n'en pas même user modérément, car il est positif qu'elles prépa-

rent notre corps à être frappé plus sûrement du
choléra.

Une longue expérience m'a démontré que les
maladies de toutes espèces, et surtout le choléra,
s'emparaient de préférence des gens qui font abus
de boissons alcooliques, et même de ceux qui n'en
usent que modérément : les premiers sont frappés
sur-le-champ et avec violence, les autres le sont
plus lentement, mais quant au résultat il est le
même. Abstenons-nous donc de ces boissons ; loin
de contribuer à la santé elles la détruisent.

Avez-vous soif? Étanchez votre soif avec de l'eau
pure et fraîche, sans aucun mélange qui la dé-
pouille de ses vertus naturelles, et n'en buvez
qu'autant que la soif l'exigera.

Q. Ne surchargez pas l'estomac par de mauvais
aliments, qu'une extrême discrétion préside à
leur choix, usez-en avec modération; l'estomac
surchargé n'a plus la chaleur nécessaire, ni les
forces indispensables à la digestion; les aliments
s'y corrompent au lieu d'y être digérés, et les mauvaises séves qui résultent de cette corruption em-
poisonnent notre organisme.

Les résultats en sont fort graves. Le sang s'épais-
sit, la circulation se ralentit, une vive fermentation
s'établit; tendant alors à s'échapper, le sang se pré-
cipite vers les poumons, la tête ou les intestins;

son mouvement précipité cause un frottement contre les parois de ces mêmes organes, élève et augmente la chaleur naturelle et arrive enfin à l'inflammation, dont les conséquences terribles sont, du reste, connues de tout le monde.

La médecine ordinaire emploie alors la lancette, les sangsues ou les ventouses; mais ces moyens sont loin de calmer l'agitation du sang, aussi le malade, au lieu de guérir, meurt-il presque toujours à la suite de cette saignée; ou bien s'il réchappe, on peut être certain qu'il ne se portera jamais bien et que dès lors son existence sera digne de pitié.

Pour éviter ces funestes conséquences et se préserver du choléra, il est indispensable de ne jamais commettre d'excès de nourriture. (C'est surtout aux personnes dont les habitudes gastronomiques ont usé le palais et chez qui le continuel usage des boissons alcooliques, des mets épicés, salés et acidés, ont fatigué les ressorts de l'estomac que ces conseils s'adressent.) Qu'on se le rappelle : l'intempérance est mère du choléra.

La nourriture, en France, est généralement peu salutaire à la santé, et je suis persuadé que si la situation topographique de ce pays, la douceur de son climat et la grande propreté de ses habitants ne venaient pas se placer en contre-poids à ce mauvais régime nutritif, les maladies seraient et

beaucoup plus nombreuses, et beaucoup plus vio-
lentes.

Pour combattre cet abus, je vais comparer les
provinces russes et polonaises qui ont conservé
leurs habitudes simples et naturelles, avec celles
de ces mêmes provinces qui les ont échangées
contre les habitudes étrangères, et je démontrerai
facilement que ce changement n'a eu lieu qu'aux
dépens de la santé de ceux qui l'ont introduit.

Voyons d'abord quelles sont les conséquences
qu'ont entraînées avec elles les mœurs et la manière
de vivre étrangères adoptées par les habitants de Pé-
tersbourg, de Moscou, de Varsovie, de Wilna, etc.,
et de tous les châteaux et seigneuries de village,
situés dans les mêmes provinces. Là, tout est étranger, cuisine, service, plaisirs, toilette, sauf cependant, et c'est avec bonheur que je le constate, l'habitude de coucher à deux, si pernicieuse, ainsi que
je l'ai dit plus haut.

Cette manie d'adopter les mœurs étrangères a
implanté dans les classes riches les mêmes maladies
et les mêmes infirmités qu'à l'étranger, et j'espère
en convaincre facilement mon lecteur, lorsque je
lui aurai peint la partie de la nation slave restée
fidèle à ses vieilles traditions de sobriété et consé-
quemment de santé florissante. Les classes pauvres
des villes ont hérité de la manie des riches, et

comme eux, elles en supportent les conséquences. Ces personnes sont et seront toujours bien plus exposées que les autres aux attaques du choléra.

Parlons un peu maintenant du peuple slave proprement dit, c'est-à-dire des habitants des villages auxquels les habitudes et les mœurs étrangères sont complétement inconnues.

Ce peuple ne connaît pas les assaisonnements artificiels et raffinés : les acides végétaux, le sel, et quelquefois le poivre, voilà tout ce qu'il emploie pour assaisonner ses mets. Les Russes consomment beaucoup d'acides végétaux, mais cela est très-naturel.

La viande, le poisson d'eau douce, que ce peuple a en abondance, le lait et le beurre toujours frais (le fromage qui aurait la plus petite odeur serait rejeté immédiatement par un paysan russe ou polonais), la farine, plusieurs espèces de gruau, tout ce qui provient des grains, quelques pommes de terre et quelques légumes; pour boisson, de l'eau pure (chez les Russes, de l'eau de grains légèrement acidulée), telle est la nourriture de la race slave. Cette manière est simple, cependant j'y regrette encore l'absorption des aliments à l'état chaud, l'emploi de trop de poivre et de sel, celui des pommes de terre et des acides.

Le chocolat et le café leur sont inconnus; les

Russes sont amateurs de thé vert, mais ils le prennent toujours pur.

Malgré ce genre de vie, ou plutôt à cause de ce genre de vie, cette nation est, de toutes, la plus forte et la plus robuste. Les trois quarts de ces peuples ne connaissent ni les médecins, ni les médicaments, et ce n'est souvent qu'une vieillesse très-avancée et exempte d'infirmités qui met un terme à leur existence. Il est très-rare de trouver parmi eux un estropié ou un bossu; chose, hélas! si commune chez les peuples occidentaux.

Ce sont donc bien les pernicieuses habitudes de luxe et de mollesse qui engendrent les maladies; c'est donc bien l'exécution formelle et positive des lois de la nature qui nous maintient en bonne santé. Plus notre vie est simple et frugale, plus nous sommes robustes, je n'en veux pour preuve que la parfaite santé, la forte constitution et la haute taille des peuples habitant le fond de la Russie; une certaine portion de ces peuples, appelée dans le pays *Starovierçés* (anciens croyants), n'use pourtant d'aucune boisson alcoolique, ni breuvages chauds, elle ne boit que de l'eau de source pure et sans mélange, et, dans la saison des chaleurs, un acide sain et très-agréable, provenant de grains ou de fruits; elle est cependant, sans contredit, la plus belle et la plus forte de ces peuplades.

Lorsque le choléra apparaît au milieu de ces peuples, il les attaque faiblement, et passe, pour ainsi dire, inaperçu.

Pour me récapituler, je dirai donc qu'en général, la nourriture des peuples du Nord habitant les villages se compose de viande, de blé, de légumes, de fruits, de lait, de fromage, de beurre et de miel, que ces peuples sont sains et vigoureux, et ne connaissent pas la dixième partie des maladies auxquelles sont soumises les villes des mêmes pays, adonnées aux habitudes des peuples occidentaux; chez les premiers, le choléra passe inaperçu; chez les autres, il exerce des ravages incalculables.

Le peuple des campagnes est bien quelquefois affligé de la dyssenterie, et même du choléra, mais cela lui arrive au printemps ou en été, aux époques où le blé manque, et où il est obligé de se nourrir de pommes de terre, de légumes peu mûrs, et de différentes herbes; quelquefois la mortalité est considérable, mais elle est presque insensible lorsque ces accidents arrivent en automne ou en hiver, surtout dans les provinces où le terrain est sec et élevé.

§ 2. — Régime qu'il est indispensable d'observer rigoureusement pour ne pas être attaqué du choléra au moment de ses ravages.

BOISSONS. — S'abstenir de café, soit noir, soit au lait, ainsi que du thé, du chocolat, etc., etc. Toute boisson sera prise tiède, jamais chaude.

BOISSONS ALCOOLIQUES. — L'eau-de-vie (qui serait mieux nommée l'eau de mort), le cognac, l'arack, le genièvre, le vin, la bière, le cidre, le porter, l'hydromel, et autres boissons alcooliques, sont expressément défendues ; elles ne doivent être prises sous aucun prétexte. En boire, c'est s'exposer au choléra.

ALIMENTS POUR L'USAGE QUOTIDIEN. — Les pommes de terre nouvelles et celles qui commencent à se gâter, les légumes causant des vents et des coliques, ceux qui ont la propriété de causer le dévoiement, comme les raves, les betteraves, les radis, toute espèce de salade, les choux, les concombres, les asperges et les petits pois, seront bannis de la table ; aussi, et plus sévèrement, car ils sont plus malsains, les haricots verts, l'oseille, les épinards, le céleri, les poireaux, le persil, la marjolaine, les graines de moutarde, les champignons et les truffes.

On s'en abstiendra surtout pendant le choléra,

principalement au printemps et en été, époques auxquelles ces légumes ne sont pas mûrs. Il en sera de même des fruits verts ou gâtés, dont le bon marché tente toujours la classe pauvre. On se passera également de noix, de noisettes, d'amandes et autres friandises semblables.

Le Lait provenant de vaches nourries avec de la drèche, avec des épluchures et des débris de légumes à moitié pourris, est défendu. Or, comme tous les vachers, en ville, nourrissent ainsi leurs bestiaux, il serait très-nécessaire de se procurer du lait provenant des vaches de la campagne, nourries avec du foin et de l'herbe. Pas de lait caillé ou tourné, pas de lait battu.

Poissons. — Les poissons gras, tels qu'anguilles, esturgeons et saumons, tous poissons salés ou marinés, les écrevisses, les escargots, les araignées de mer (crabes), les grenades sont tous interdits. En général tous les poissons sont malsains.

Viande. — Toute viande qui ne serait pas fraîche, toute viande fumée ou salée (cette dernière contient beaucoup de salpêtre, et le salpêtre détruit les forces de l'organe digestif), est défendue. Il en est de même du porc frais, des canards, des oies, viandes lourdes et difficiles à digérer, surtout pour les personnes maladives. Les viandes faisandées ou pour mieux dire puantes, considérées cependant comme les meilleures, sont très-mauvaises. Je recommande aussi de ne pas manger de fromage ayant une mauvaise odeur.

Assaisonnements. — On ne se servira pas de vinaigre, de sirop de groseilles rouges ou vertes, non plus que de moutarde, de poivre, de gingembre, de clous de girofle, de muscades, de fleur d'oranger, de cannelles et toutes autres épices. On mangera peu de sucreries.

Pain. — Le pain, ici, contient beaucoup de levure et de potasse, il est très-sûr et fort nuisible; on ferait donc très-bien de le laisser manger par les boulangers eux-mêmes. Le pain bis, préparé de cette manière, est encore plus nuisible. Les soldats russes, nourris avec du pain bis sûr, ressentent les plus terribles effets du choléra, lorsque ce fléau règne dans le pays. La classe travailleuse et pauvre éprouve les mêmes accidents, résultant de mêmes causes.

Soupes. — Ni bouillon, ni potage. Les seules soupes qui soient saines, sont : celles de riz, de fleur de farine, de semoule, de sagou et de pain blanc trempé. On n'y mettra qu'un peu de beurre bien frais, un peu de sel; on les mangera tièdes.

En général, lorsque le choléra sévit, les aliments les plus sains sont :

ALIMENTS FARINEUX. — Le riz, la semoule, les gruaux d'orge et d'avoine, ou de froment, le vermicelle, la fleur de farine, tous les mets faits avec cette dernière, les tartes aux fruits : la pâte sera sans levain, et faite avec des œufs frais.

FRUITS. — Des poires, des cerises, des pommes, des prunes, des raisins, des ananas, des oranges, pourvu que ces fruits soient mûrs et bien frais. Les fruits cueillis verts, et mûris ensuite, sont très-mauvais.

PAIN. — Qu'il soit bien cuit, qu'il contienne peu de levain, sans potasse, qu'il ne soit pas moisi, mais toujours rassi.

LÉGUMES. — Vers la fin de l'automne, les choux-fleurs, les carottes, les choux, les raves et les pommes de terre.

LAITAGE. — Du fromage bien frais, jamais puant ni vieux, du beurre également frais et sans sel.

VIANDE. — Toute espèce de gibier, canards, oies sauvages et sangliers exceptés. Le bœuf, le mouton, la volaille, toujours frais, toujours rôtis ou grillés, jamais bouillis, toujours maigres et consommés, tièdes.

Œufs. — Les œufs cuits sous la cendre, ou à la coque, jamais durs. Ces derniers ne sont bons que pour des personnes très-robustes.

Il est très-important de ne manger qu'avec modération et régularité ; lorsque l'appétit se fait sentir, il est urgent de manger de suite, sans lui laisser le temps de disparaître. Éviter, autant que possible, de manger de plusieurs plats à un même repas ; l'on observera strictement les heures consacrées par le monde entier, c'est-à-dire le matin pour le déjeuner, midi pour le dîner, et le soir pour le souper. L'habitude de ne manger qu'à dix ou onze heures le matin et à cinq ou six heures le soir est très-pernicieuse.

Mâchez bien vos aliments avant de les avaler, chose facile si vous mangez doucement ; ne surchargez jamais l'estomac ; les aliments, alors, y restent renfermés trop longtemps, s'y corrompent, et les sucs qui en proviennent sont alors des acides nuisibles, qui corrompent le sang au lieu de le vivifier.

Il ne faut se laisser tenter par aucun des aliments défendus ci-dessus. Rappelons-nous que le choléra serait le châtiment de ces défenses méprisées, et toute tentation disparaîtra.

Il est très-bon, surtout pour les personnes sédentaires, de se promener pendant une heure avant le repas.

Lorsque l'on a éprouvé des contrariétés ou de la frayeur, il est prudent de laisser calmer ces émotions avant que de manger.

Avant de se coucher, il faut manger avec modération : le repos du corps entraîne celui des facultés digestives. On ruine l'estomac en le surchargeant à ce moment-là.

Boissons. — La seule permise est l'eau pure et fraîche sans sucre, sirops ni vin. Le crouton de pain que l'on y laisse tremper est insignifiant.

L'eau sera apportée directement du puits ; on la tiendra dans une bouteille bien bouchée, pour éviter l'évaporation du gaz carbonique, qui est essentiel à la vie.

En se lavant le matin, il faudra boire un ou deux grands verres d'eau fraîche ; on en boira de même un verre en se couchant.

En mangeant, l'on n'en boira que ce que la soif exigera ; dans la journée, l'on en boira chaque fois que la soif se fera sentir.

L'eau dont l'odeur ou la couleur ne seraient pas naturelles, ainsi que celle qui est filtrée, est mauvaise. De pareille eau, comme toute eau distillée, cause des pesanteurs et des gonflements. Au lieu d'activer la digestion, elle y forme obstacle. L'eau

des puits découverts a aussi de mauvaises propriétés.

L'usage de l'eau fraîche est aussi indispensable à
la digestion des aliments que ces aliments eux-
mêmes sont nécessaires à la vie. Cependant cet
usage ne doit pas être poussé à l'extrême avant,
pendant et après les repas, car les sucs nécessaires
à la digestion se trouveraient alors trop délayés, et
l'estomac en souffrirait. Sachons donc en faire un
sage usage, l'eau fortifie alors les voies digestives ;
elle sépare les excréments et les aide à sortir par
les voies naturelles, elle nous procure une foule
de bienfaits ; voyez avec quelle prodigalité la nature nous l'a donnée. Ne nous indique-t-elle pas
par là que son usage est continuel, et que seule elle
doit nous servir de boisson.

HEURES DES REPAS. — Levez-vous avant cinq
heures du matin, lavez-vous le corps à l'eau froide,
frictionnez-vous bien, buvez un ou deux verres
d'eau fraîche, faites une promenade d'une heure
en plein air ensuite, vers les sept ou huit heures
déjeunez si vous avez de l'appétit.

DÉJEUNER. — L'on pourra le composer au
choix, d'une soupe au riz, à la semoule ou au pain
blanc trempé ; mais quand on fera cette dernière,
on aura la précaution de verser sur le pain de l'eau

bouillante, puis de jeter cette première eau, qui enlèvera les substances nuisibles que pourrait contenir le pain ; vous verserez alors une deuxième fois de l'eau chaude, et la soupe sera bonne à manger sitôt qu'elle sera tiède. Tous les aliments seront mangés tièdes.

On peut encore déjeuner au lait, mais non bouilli ; ce lait sera accompagné de tartines de beurre frais.

La soupe et tous les aliments en général ne seront pas trop salés.

Diner. — Il aura lieu régulièrement entre midi et une heure. Qu'il ne se compose jamais de plus de deux plats. Un morceau de viande rôtie ou étouffée à la casserole, de la qualité désignée ci-dessus ; quant à la quantité, elle sera en rapport avec l'appétit et l'âge de la personne. Accompagnez ce plat d'un autre contenant quelques mets faits de fleur de farine, avec ou sans fruits, ou bien quelques-uns des légumes indiqués plus haut.

L'on ne mangera que les espèces de soupes indiquées, surtout pendant la durée du choléra ; quant au pain, on en mangera tant que l'on voudra, pourvu qu'il soit bon.

Souper. — Il aura lieu entre sept et huit heures du soir ; il sera le même que le déjeuner ; les tartines de beurre frais seront également permises.

Si le choléra sévissait pendant les chaleurs, les bains seront bons même tous les jours, pourvu que l'on soit sain et robuste, et surtout si les prescriptions hygiéniques indiquées ci-dessus ont été scrupuleusement observées. L'on aura soin de ne pas se mettre à l'eau ayant chaud ; on évitera de le faire aussi lorsque l'on sera sous le coup de quelque émotion violente. Il ne faut se baigner que trois heures après avoir mangé ; avant d'entrer dans l'eau, il est une bonne précaution, c'est de : premièrement, se laver la tête, la poitrine, et enfin tout le corps ; une fois dans le bain, on ne doit pas négliger de se frictionner tout le corps, mais principalement les reins, la poitrine, le ventre et les jambes ; si l'on sait nager et plonger, qu'on le fasse, ces exercices sont très-bons.

On doit quitter le bain sitôt que l'on ressent les moindres frissons. Le bain pris, l'on s'essuiera bien, puis on fera une promenade.

Si le bain était pris dans une baignoire, l'on n'oubliera pas les frictions.

Les personnes âgées ou malades ne prendront pas de bains, il suffira qu'elles se lavent le corps de la manière indiquée ci-dessus.

Les prescriptions ci-dessus détaillées contribueront à l'entretien d'une bonne santé ; mais, ma-

lades ou bien portants, tous ceux qui s'y conforme-
ront strictement pourront s'écrier hardiment avec
moi :

Nous ne craignons pas le choléra !

§ 3. — Précautions en cas de symptômes précurseurs du choléra.

Les personnes qui ont les selles irrégulières et
éprouvent souvent de la constipation , devront
prendre trois lavements par jour à l'eau tiède : le
premier se prendra dans la matinée aussitôt qu'elles
se lèveront, le deuxième vers onze heures ou midi,
et le troisième en allant se coucher.

En même temps on prendra des bains 'de siége
d'eau tiède, qui dureront de quinze à vingt mi-

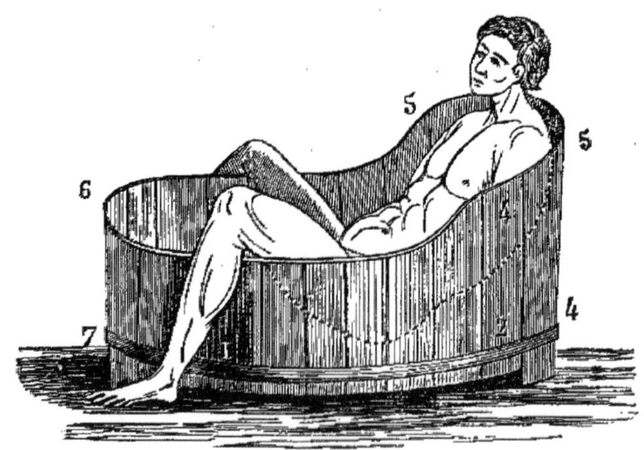

Fig. A.

nutes : le premier bain lorsqu'on se lèvera dans la

matinée, et le deuxième le soir, une heure et demie avant le souper, à six heures.

En prenant ces bains le malade se fera frictionner (avec les mains et en croix) le ventre, les côtés et les cuisses. La baignoire destinée à cet usage sera faite comme l'indique la figure A ci-dessus, de manière que lorsque le malade y sera il y ait un vide tout autour de son corps, dont le siége seulement doit toucher le fond (voyez les numéros 1 et 2, même figure), pour qu'on ait toute facilité de lu

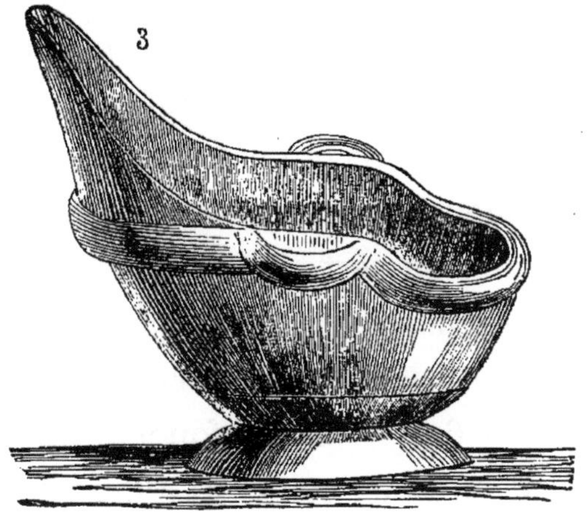

Fig. B.

bien frictionner le dessous des cuisses et les reins, opération presque impossible avec les baignoires dont on se sert en France et dont la forme nous est indiquée par la figure B.

Ces baignoires ont le fond concave, elles sont

étroites, et le corps du malade les remplit entièrement, ce qui met dans l'impossibilité d'exécuter les
frictionnements dont on vient de parler, il est
même fort difficile de frictionner le dos du malade,
à cause de la très-grande élévation de la baignoire
de ce côté, qui est marqué sur la figure B par le
numéro 3.

Tout le monde sait d'ailleurs qu'en prenant le
bain de siége il faut se donner un mouvement continuel, si on veut que le bain soit profitable ; qu'il
faut frictionner constamment les parties submer-
gées et non pas rester immobile dans la baignoire,
comme si on était assis dans un fauteuil.

La baignoire que je recommande doit être ronde,
et pour la grandeur en rapport avec la grosseur de
la personne qui s'en sert. Le côté du dos (voyez
figure A, les numéros 4 et 5) sera plus élevé de
quinze à vingt centimètres que le côté opposé marqué des numéros 6 et 7. Sa profondeur sera telle
que lorsqu'il y aura de l'eau et que le malade sera
dedans, l'eau ne lui monte qu'à deux centimètres
au-dessus du nombril, et que ses bords marqués 5
et 6 s'élèvent au-dessus de l'eau de quatre à six
centimètres ; cela est nécessaire pour que l'eau ne
s'épanche pas lorsqu'on frictionnera le malade.

Si on était très-pressé et si on n'avait pas de baignoires de ce genre, elles peuvent être alors très-

bien remplacées par une grande cuvelle, mais pas trop profonde pour que le malade ne soit pas obligé de s'y tenir plié en deux.

Lorsque celui-ci n'aura pas assez de temps pour prendre ses bains de siége, dans ce cas il devra, en se levant le matin, frictionner (pendant cinq minutes et bien fort) son ventre tout en le lavant aussi; il le fera en croix avec le plat de ses mains et dans le sens qu'indique la figure C, de numéro 1 à 2 et de 3 à 4.

Indépendamment de cela, le malade portera autour de son ventre une ceinture en toile, mouillée d'eau

Fig. C.

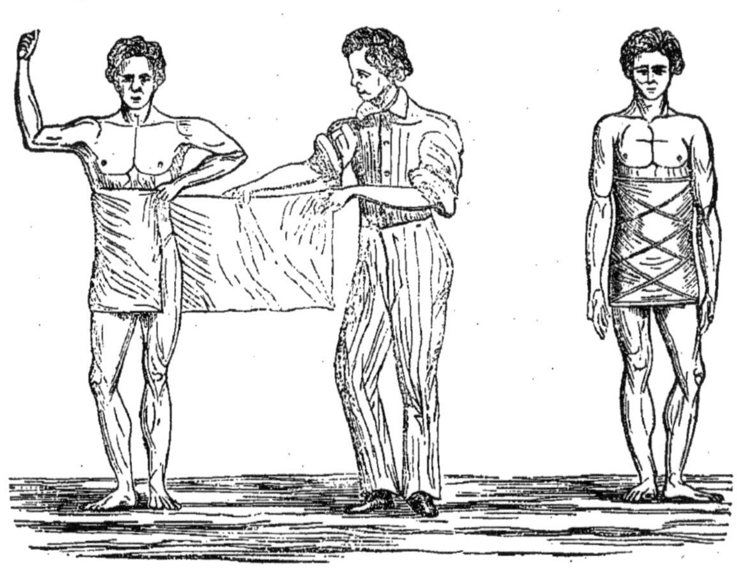

Fig. D.   Fig. E.

froide ; elle sera renouvelée , c'est-à-dire changée trois fois par jour ; elle sera mise la première fois le matin, après le bain de siége et après
le frictionnement du ventre, le malade la portera jusqu'au premier changement vers midi ; la
deuxième fois elle sera changée vers midi , une
demi-heure avant le dîner, et sera gardée jusqu'au
troisième changement, le soir ; enfin on la changera
pour la troisième fois avant d'aller se coucher, et le
malade la gardera pendant toute la nuit.

Pour confectionner cette ceinture, on prendra
une bande de toile longue , afin de pouvoir faire
trois à quatre tours autour du ventre du malade.
Elle sera assez large pour pouvoir le couvrir depuis
les mamelles jusqu'aux parties génitales , comme
on le voit sur les figures D et E.

La ceinture faite , on en trempera une moitié
dans l'eau froide, on la tordra et on en enveloppera
le ventre du malade , de manière que la moitié
sèche soit par-dessus , et la mouillée par-dessous,
sur la peau (voyez la figure E). Cela terminé , on
mettra par-dessus cette ceinture une bande en flanelle, sèche, de la même largeur que la ceinture
et assez longue pour faire deux tours. Lorsqu'on
enveloppera le ventre du malade, on attachera le
tout avec un cordon blanc pour que l'appareil ne
retombe pas.

Le malade arrangé ainsi s'habillera et peut faire une promenade. Pour faciliter le changement de la ceinture on en préparera deux pareilles, de manière qu'on en ait toujours une de prête à mettre. Chaque fois que la ceinture a servi, il faut la laver ou la rincer dans trois ou quatre eaux, pour la dégager des mauvaises humeurs dont elle s'est imbibée.

La ceinture en question doit être très-apposée sur le corps, de manière que l'air extérieur ne puisse en aucune manière pénétrer en dessous. Quoique dans le moment de la poser, cette ceinture cause quelques frissons, au bout de quelques minutes cependant ces frissons et la fraîcheur disparaissent, et une chaleur douce et agréable y succède, en faisant sur la partie du corps enveloppée l'effet d'un bain à la vapeur. — Voici de quelle manière cela arrive : une partie de l'eau dont la ceinture est imbibée s'infiltre à travers la peau dans la chair couverte par la toile, cette eau, secondée par la chaleur, dissout le dépôt ou les germes morbifiques qui y sont contenus et qui sont absorbés par la ceinture ; l'évaporation et l'absorption de ces germes par la ceinture est visible, ou pour mieux dire sensible, par la mauvaise odeur qui s'en exhale et par la couleur blanchâtre dont l'eau est colorée, comme si elle était savonneuse,

ce qui a lieu chaque fois qu'on rince la ceinture
ôtée du corps après qu'elle a servi.

L'influence salutaire de ces ceintures sur notre
santé se manifeste surtout par l'apaisement de nos
douleurs et la disparition du gonflement ou de la
dureté du ventre.

Toute personne qui éprouverait des souffrances
dans quelques parties du corps que ce soit, en sera
délivrée immanquablement , si elle fait usage des
ceintures dont on vient de parler.

§ 4. — Symptômes du choléra.

Nous avons traité de la manière de se préserver
du choléra, voyons maintenant comment on en re-
connaît les symptômes.

Les symptômes du choléra ne sont pas les
mêmes chez tous les individus : chez la plupart
des malades, le choléra s'annonce par des vomissements et une diarrhée très-fréquente dans laquelle
on ne rend qu'un liquide séreux.

Dans d'autres cas très-rares, il ne commence
pas par les vomissements et la diarrhée, et on
l'appelle alors choléra sec, il est beaucoup plus
dangereux, la médecine ordinaire est impuissante
à le vaincre.

Ces deux genres de choléra sont très-faciles à

guérir par l'hydrothérapie, lorsque les prescriptions sont suivies avec exactitude.

Chez quelques malades, les douleurs cholériques éclatent tout d'un coup, d'autres, avant que la maladie se déclare, éprouvent pendant quelques jours des inquiétudes, de la langueur et de la pesanteur dans les jambes, des grouillements dans le ventre, de la douleur autour du nombril, de l'oppression et de la pesanteur dans le ventre, et des maux de cœur; les selles sont irrégulières : tantôt il y a constipation, tantôt relâchement et en même temps une extension du rectum, qui produit de fausses envies d'aller à la selle.

Cependant les symptômes généraux du choléra sont fort différents de ceux des autres maladies; les plus ordinaires sont, comme il est dit ci-dessus, de violents et fréquents vomissements et un pareil devoiement : celui-ci est quelquefois si violent que le malade ne peut résister et laisse aller les matières sous lui, surtout après les deux ou trois premières évacuations, qui l'affaiblissent au point de lui ôter la force de se lever. En outre, le malade éprouve d'abord des crampes dans les doigts de pieds, puis dans les mollets, dans le ventre et dans les mains. Les pieds et les mains se refroidissent et deviennent bleu verdâtre, la peau du dessous des mains et des pieds se plisse, les traits s'affais-

sent, le visage prend une couleur terreuse, l'alté-
ration de la figure est si effrayante, que les amis
mêmes du malade ont peine à le reconnaître. Les
yeux s'enfoncent, le nez devient proéminent, la
voix s'altère et devient rauque, en outre, le malade
éprouve de la langueur, il pousse parfois de longs
soupirs; il sent un fort serrement, une oppression
dans la poitrine et particulièrement autour du
cœur, accompagnée d'une sorte d'étouffement. Il
cesse d'uriner, il éprouve alors de grandes douleurs
dans les différentes parties du corps, surtout autour de la vessie, qui semble sur le point de se
rompre et d'éclater. Les forces l'abandonnent
complétement, sa présence d'esprit disparaît; il
tombe dans de fréquents évanouissements, la sur-
dité se déclare ensuite, tout le corps devient glacé,
le pouls s'affaiblit puis devient tout à fait insensible, les membres se roidissent et la mort est
imminente. Le malade une fois dans cet état, et
s'il est privé de secours, ne résiste pas vingt-quatre
heures.

Il meurt même des malades parmi ceux qui
sont secourus, mais seulement lorsqu'on cherche
à les sauver par les moyens ordinaires; car, ainsi
que je l'ai répété très-souvent, on ne parvient par
ces moyens qu'à sauver tout au plus trois à cinq
malades sur cent, ceux-ci même se ressentent

encore longtemps de la maladie, les douleurs qui leur restent ne leur permettent pas de l'oublier.

§ 5. — **Traitement et guérison du choléra.**

Celui qui, étant atteint du choléra, désire être guéri complétement doit se garder d'avoir recours aux moyens anciens, aux médicaments ordinaires ; mais aussitôt qu'il le sent se manifester, il doit procéder ainsi qu'il suit :

A. Si le choléra est déjà dans le pays, et si quelque habitant de la localité ressent une pesanteur dans la tête, dans les pieds et dans tout le corps, s'il a la bouche mauvaise, des évanouissements, des oppressions, des gonflements dans le ventre et des douleurs tant soit peu légères autour du nombril, qu'il se hâte alors de disposer un lit de la manière suivante :

Le défaire, c'est-à-dire enlever les couvertures et les draps, puis déployer sur le matelas une grande couverture de laine (voyez la figure F, n°s 1, 2 et 3), faire un pli à la couverture en dessous de la tête du malade (large de 20 centimètres), ce qui est marqué par le n° 1 sur la même figure ; ayant ainsi disposé un lit, on fera prendre au malade trois lavements de quinze en quinze minutes chacun, qu'il ait été ou non à la selle après le premier ou après le deuxième.

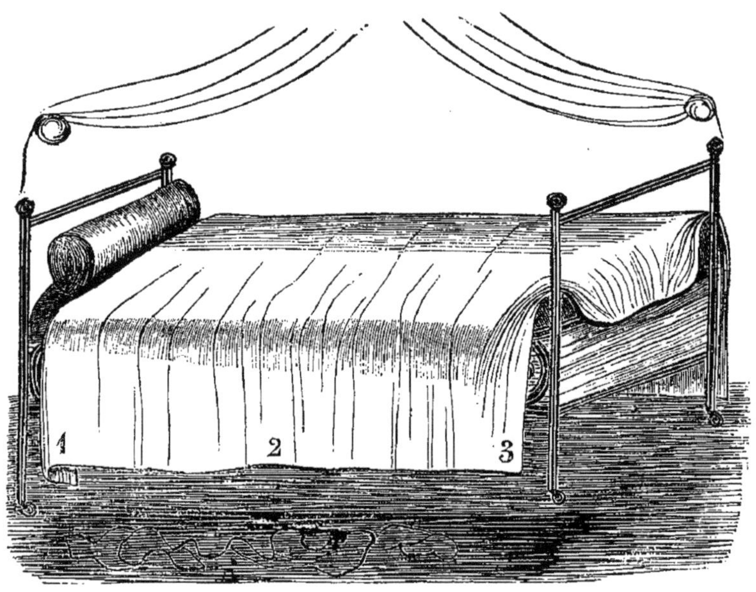

Fig. F.

Immédiatement après le troisième lavement, on le déshabillera pour lui verser de l'eau froide sur la tête et lui laver tout le corps avec de l'eau de savon pendant cinq minutes ; on le frictionnera ensuite par tout le corps, depuis la tête jusqu'aux pieds, avec de l'eau tiède, et notamment la partie basse du ventre, les reins et les jambes, en prenant l'eau avec un verre ; le malade lui-même doit aider à faire ce frictionnement. Cette opération doit durer cinq minutes ; quand son corps aura senti de la

chaleur, on l'enveloppera de suite dans un drap
mouillé d'eau froide (à partir du dessous des bras),
il devra mettre un coin de ce drap (voyez figure G,

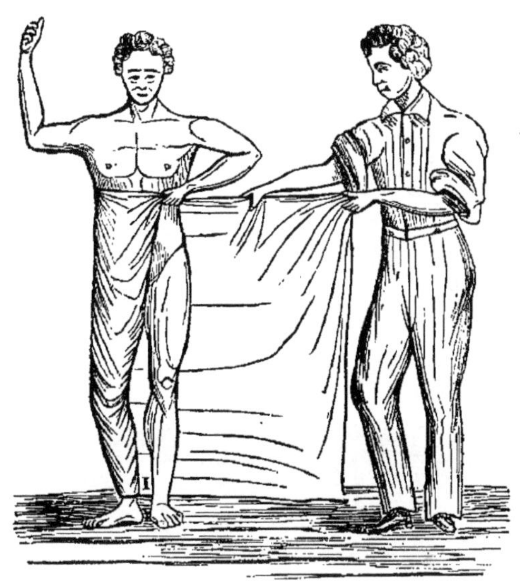

Fig. G.

n° 1) entre ses jambes, afin d'y conserver une sé-
paration. Il se couchera ensuite sur la couverture
en laine déjà développée sur le lit comme on [le
voit à la figure II; on l'emmaillottera dans cette
couverture en commençant par le cou, c'est-à-dire
qu'on prendra le bout de la couverture marqué
du n° 1 sur la même figure II, et avec cette partie
on enveloppera le cou du malade en la ramenant
toujours en dessous, et on continuera de même
avec le reste de la couverture marqué à la même

figure par les chiffres 2 et 3 (cette partie est destinée àserrer le malade aux jambes). On continuera

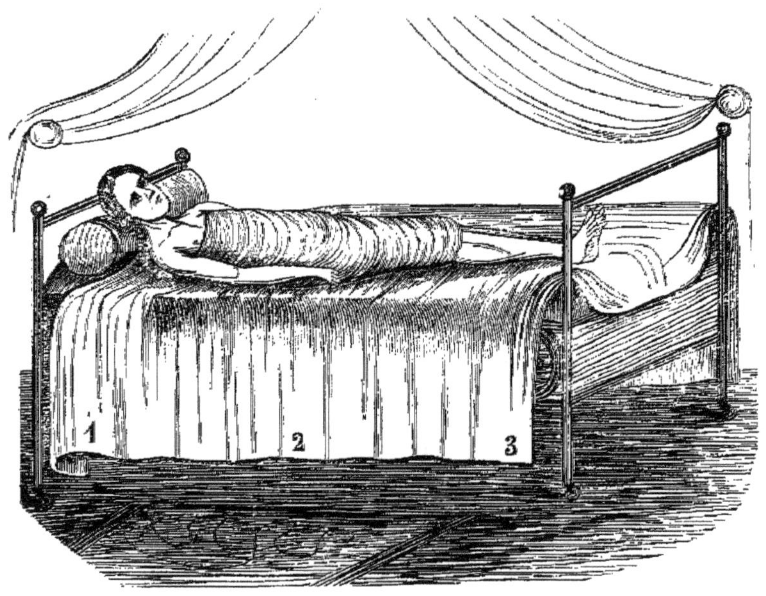

Fig. II.

ainsi la même opération avec la seconde partie de
la couverture déployée de l'autre côté du malade,
en la ramenant vers lui pour l'entourer.

Tout cela doit se faire très-soigneusement, et
surtout la couverture doit être fermée hermétiquement, afin que l'air du dehors ne puisse en aucune
manière y pénétrer, non plus que celui contenu
dans l'intérieur ne puisse s'échapper par les ouver-
tures qu'on pourrait laisser autour du cou et des
pieds.

Il est donc urgent, comme je viens de le dire,

de mettre beaucoup de soins à ce que les pieds et
le cou soient bien emmaillottés ; cela fait, il faut en
core mettre par-dessus d'autres couvertures, et les
bien placer en dessus et en dessous, pour que le
malade ait chaud. Celui-ci étant ainsi emmaillotté
(voyez figure I), doit rester couché jusqu'à ce que

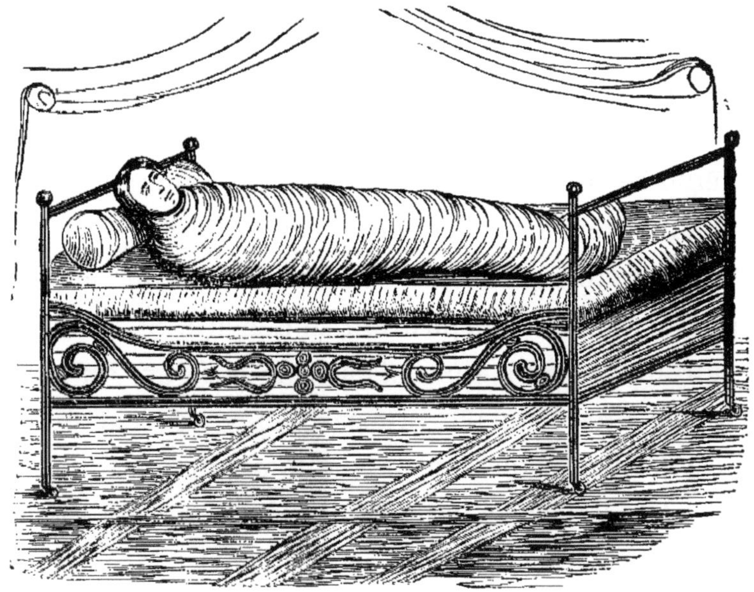

Fig. 1.

la sueur se manifeste sur le visage ; ce n'est qu'à
partir de ce moment qu'on doit commencer à comp-
ter le temps de la transpiration, et quand elle se
sera déclarée, il doit rester dans cet état de une à
trois heures, jamais plus longtemps.

Si, au moment de la transpiration, le malade

éprouvait de la soif, on peut lui donner à boire de l'eau fraîche autant qu'il en demandera. Cependant on ne doit pas perdre de vue qu'on ne doit démaillotter le malade que quinze minutes après avoir bu, afin que l'eau qu'il a dans le corps ait eu le temps de s'y réchauffer. La transpiration ne se déclare pas en même temps chez toutes les personnes : chez les unes elle commence plus tôt, chez les autres plus tard ; quelquefois il faut rester ainsi emmaillotté de trois à six heures, quelquefois même de huit à neuf, ce qui arrive surtout à celles qui sont déjà atteintes du choléra. Il est cependant indispensable de rester emmaillotté et couché jusqu'à ce que la transpiration se déclare. Si, du moment où la sueur apparaîtrait sur la figure du malade, celui-ci ne pouvait pas supporter cet état, c'est-à-dire rester dans la sueur pendant au moins trois heures (l'impossibilité de rester dans la sueur se reconnaîtrait aux signes suivants : la chaleur montera à la tête, la figure deviendra très-rouge, quelquefois le mal de tête se fera sentir, ce que le malade dira lui-même) ; si donc quelque chose de semblable se manifestait après l'apparition de la sueur (ne fût-ce qu'une demi-heure seulement après), et que ni l'eau froide qu'il faudrait donner à boire au malade, ni l'influence de l'air frais, ni les linges trempés dans l'eau froide (qu'il faudrait mettre aussi sur sa tête et changer de cinq en cinq minutes), ne fassent pas disparaître les symptômes ci-dessus ; dans ce cas, on fermera les croisées (qui, depuis le commencement de la transpiration, ont dû rester ouvertes), on démaillottera le malade, on lui versera sur la tête de l'eau froide, puis on lavera tout son corps avec de l'eau tiède, en le frictionnant en même temps pendant trois à cinq minutes.

Cela terminé, on l'essuiera au sec, on lui mettra la ceinture dont on a parlé plus haut (voyez les figures D et E), et, après lui avoir donné un lavement avec de l'eau tiède, qu'il s'habille et qu'il fasse une promenade en plein air (pendant deux heures au moins), sans avoir égard au temps qu'il fait.

L'opération décrite plus haut (consistant en emmaillottement du malade pour transpirer, frictionnement et lavage de son corps, etc., etc.) doit être répétée exactement de vingt-quatre heures en vingt-quatre heures.

Le malade peut l'exécuter soit le matin en se levant du lit, soit à trois heures, après avoir dîné (le dîner ayant lieu à midi), ou bien encore avant dix heures du soir, en se mettant au lit.

Il est indispensable qu'il y ait toujours quelqu'un auprès du malade, afin de le démaillotter dans le cas prévu plus haut, où il n'aurait pas la force d'endurer la transpiration. Il ne doit pas oublier aussi les lavements : le premier dans la matinée, le deuxième avant dîner, et le troisième le soir ; dans les trois premiers jours avec de l'eau tiède, et les jours suivants avec de l'eau fraîche, qui a stationné quelque temps dans la chambre.

Le malade ne doit pas négliger non plus de prendre deux bains de siége par jour, de quinze minutes chacun ; et, en les prenant, de se faire frictionner le bas du ventre, les reins et même les jambes si elles étaient froides (le frictionnement se fera au moyen d'une serviette mouillée de l'eau de son bain). Les bains de siége doivent toujours être pris avant de manger, et jamais après.

Le traitement que j'indique durera jusqu'à ce que le malade soit totalement rétabli ; pendant qu'il le suit, il doit observer la diète la plus sévère ; ainsi, pour le *déjeuner*, il faut qu'il ne mange pas autre chose que du pain rassis ; pour le *dîner*, du riz bouilli avec un peu de beurre ou de la semoule, du ragoût ou tout autre aliment fait avec de la fleur de farine, et un très-petit morceau de viande rôtie ; pour le *souper*, du pain rassis seul, comme pour son déjeuner. La *boisson* ne sera autre que de l'eau froide, et en telle quantité que l'exigera la soif du malade.

B. Il arrive quelquefois qu'on se trouve atteint du choléra au moment où l'on s'y attend le moins, c'est-à-dire quand on est bien portant ou du moins qu'on croit l'être ; si, dans un pareil moment, on est attaqué avec une telle violence qu'on soit saisi de vomissements, de diarrhée et de crampes dans les doigts de pieds, il faut alors déshabiller le malade, le mettre au lit et lui donner à boire de l'eau froide en quantité en rapport avec l'âge, savoir : aux enfants au-dessous de quinze ans, on ne donnera qu'un sixième de litre à la fois ; depuis quinze jusqu'à vingt ans, un quart de litre ; au-dessus de cet âge, une mesure plus grande, et cela doit avoir lieu après chaque vomissement. On donnera au malade un lavement chaque fois qu'il sera allé à la selle, tout simplement avec de l'eau qui a reposé dans la chambre.

On lui frictionnera fortement avec les mains mouillées la poitrine, le ventre, les bras et les jambes.

Si une ou deux heures après l'accomplissement des prescriptions ci-dessus indiquées, les vomissements et la diarrhée cessent, et que le malade ne sente pas venir des douleurs plus aiguës, dans ce cas il faut immédiatement (comme on l'a dit déjà plus haut à la lettre A et comme l'indiquent les figures F, G, H et I) envelopper le malade dans le drap mouillé (voyez la figure G), pour qu'il transpire ; ensuite dans une couverture de laine,

le bien couvrir de manière à ce que la transpiration arrive vite, ainsi qu'il a été dit ; lorsqu'il aura
transpiré le temps nécessaire, on le démaillottera,
on lui versera de l'eau froide sur la tête, on lui lavera le corps avec de l'eau tiède et on lui fera
prendre un bain d'eau également tiède, qui doit
être préparé d'avance. Lorsqu'il est dans la baignoire, il faut lui frictionner fortement (en croix
et pendant quinze à vingt minutes) le ventre, les
reins, la poitrine ainsi que les bras et les jambes,
puis le faire sortir, l'essuyer à sec, l'envelopper
dans une ceinture de toile comme il est dit plus
haut (voyez les figures D et E), lui mettre sa che-
mise et le laisser reposer dans un lit bien sec et
propre ; après quoi on ouvrira les croisées de sa
chambre. Enfin, il boira un verre d'eau fraîche
toutes les demi-heures et prendra un lavement
d'heure en heure ; la ceinture de toile dont il est
enveloppé doit être changée toutes les six heures.

Cette opération, en y comprenant le temps de la
transpiration, sera renouvelée pendant les trois
premiers jours, de douze en douze heures. Lorsque
le malade se sentira mieux, il suffira qu'il transpire
ainsi enveloppé, seulement toutes les vingt-quatre
heures ; alors il prendra le bain de siége trois fois
par jour, durant vingt minutes chaque fois, il prendra également trois lavements par jour et changera

trois fois seulement la ceinture. Il continuera à se soigner ainsi pendant quinze à vingt jours et jusqu'à ce qu'il soit bien rétabli.

Pendant la convalescence on doit encore porter la ceinture, mais il suffira de la changer deux fois par jour, de prendre chaque soir un lavement et une fois seulement le bain de siége le matin en se levant.

Pendant le temps du traitement le malade ne mangera autre chose (les trois premiers jours) que du pain blanc rassis seul, ensuite pendant les huit jours suivants, pour le déjeuner, également du pain blanc rassis ; pour le dîner, du riz bouilli ou de la semoule avec un peu de beurre (la soupe doit être épaisse), ou tout autre mets de fleur de farine. Le malade fera attention de ne rien manger chaud, mais seulement tiède. — Après huit jours de ce régime, il lui est permis de manger une fois par jour un morceau de viande maigre et rôtie, jamais de viande bouillie ; ensuite progressivement et avec beaucoup de précaution, il s'habituera à manger comme à l'ordinaire. Pour son souper enfin, il mangera, comme pour son déjeuner, du pain rassis.

Pendant toute la période du traitement on boira de l'eau dans la journée, autant qu'on en sentira le besoin ; outre cela, le matin à jeun (les trois premiers jours), on en boira trois à cinq verres, ensuite deux verres seulement. On doit bien faire attention, dans le cours de la transpiration, à ce que la tête du malade soit continuellement enveloppée avec des linges trempés dans l'eau froide de la manière indiquée plus haut (voyez en A, p. 59 et 60).

C. Si, indépendamment des vomissements violents, des relâchements, des fortes crampes dans le ventre, les jambes et les mains (que le malade éprouve déjà), celui-ci a les jambes et les mains froides et d'une couleur violet foncé, les ongles de la même couleur, si la peau de dessous les pieds et les mains se replie, si les yeux et les joues s'enfoncent, si le teint devient d'une couleur terreuse, le nez pointu et allongé, la voix altérée et rauque, si une grande langueur s'empare de lui, s'il rend de longs soupirs, se plaint d'oppression autour du cœur, dans l'estomac et dans le milieu de la poitrine, s'il éprouve une grande soif, la rétention de l'urine, si les forces l'abandonnent et même la présence d'esprit, alors il faut préparer un lit de la manière qu'on a fait connaître déjà, avec cette différence qu'on étendra sur la couverture de laine (voyez la figure K, n°^s 1 et 2) un drap mouillé dans l'eau froide et bien tordu, disposé comme le montre les n°^s 3 et 4, sur la même figure K.

On fera un pli à ce drap (voyez n° 3) en dessous de la tête (de la manière qui a été indiquée aussi

pour la couverture de laine), et lorsque tout cela
sera terminé, il faut s'empresser de déshabiller en-

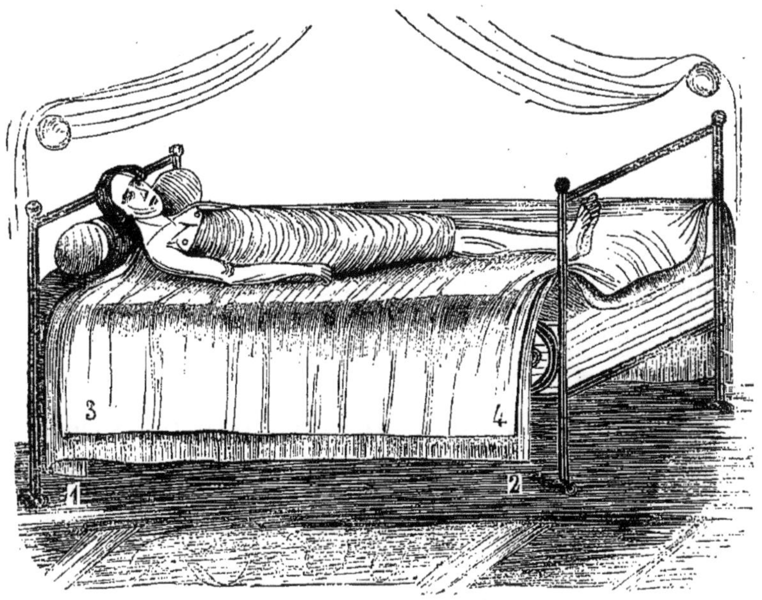

Fig. K.

tièrement le malade et le mettre dans un grand
bassin dont la forme est indiquée par la figure ci-
dessous L, et dont la profondeur sera de 35 centimètres, la longueur de 1 mètre 20 centimètres,
et la largeur de 60 centimètres. Ce bassin doit être
rempli d'eau chaude de 20 à 25 degrés du thermomètre de Réaumur, et de la profondeur de 25 centimètres. Il est bon d'avoir trois à quatre gardes, car
le malade doit être continuellement inondé d'eau et
frictionné sans cesse sur toutes les parties du corps,

et principalement sur les jambes et les pieds, le ventre, les bras, et aux endroits où il éprouve des crampes.

En exécutant cette opération, il faut verser sur sa tête de l'eau froide, et lui faire boire, après chaque vomissement, un verre d'eau fraîche. S'il arrivait au malade de vomir ou de lâcher des matières dans la baignoire, il faudrait changer l'eau immédiatement, afin de pouvoir continuer de l'arroser avec de l'eau propre, et chaque fois qu'il aura envie de vomir, on aura soin de lui incliner la tête en dehors de la baignoire, pour que l'eau ne soit pas salie. Les frictions doivent durer deux ou trois heures et même plus, c'est-à-dire jusqu'à ce que la peau commence à rougir, que le corps soit tout à fait réchauffé, et surtout que les vomissements et les évacuations cessent, et que le malade ait recouvré sa présence d'esprit.

Quand on aura obtenu ces résultats, on fera sortir le malade de la baignoire, on l'enveloppera dans un drap mouillé et bien tordu (voyez la figure G), on le mettra ensuite sur un autre drap disposé d'avance sur la couverture (voyez la figure K), pour l'envelopper d'abord avec le drap marqué nos 3 et 4, puis avec la couverture marquée nos 1 et 2, en commençant par le cou (on aura la précaution de mettre un bout de ce drap entre les jambes

du malade, pour que celles-ci ne se touchent pas
nues), ensuite on l'emmaillottera entièrement, y
compris les pieds , dans la couverture de laine et
bien hermétiquement ; cela terminé, procéder en
tous points de la manière indiquée plus haut
(voyez-en la description en A et B), et surtout
faire attention que l'air du dehors ne puisse y pénétrer, ni celui de l'intérieur s'échapper. L'emmail-

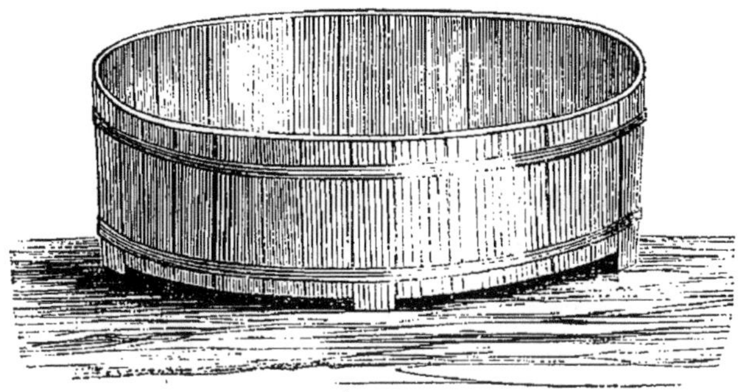

Fig. L.

lottement fini, il faut donner à boire au malade autant d'eau qu'il le voudra , lui mettre sur la tête
des serviettes mouillées d'eau froide (elles seront
changées de deux en deux minutes), et s'il se plai-
gnait de crampes dans les pieds et le ventre, les lui
frictionner parfaitement jusqu'à la cessation des
douleurs (pour exécuter ce frictionnement, il faudra développer à moitié la couverture) ; les mains
frictionnant le malade seront trempées continuellement dans l'eau tiède. Après la transpiration, et

lorsqu'on l'aura bien essuyé, il faut lui faire prendre un bain de siége (pendant vingt à trente minutes) dans de l'eau tiède de 20 à 25 degrés du thermomètre Réaumur ; lorsque le malade est dans la baignoire, lui frotter le ventre en croix ainsi que la poitrine et les reins, un autre garde-malade doit en même temps lui frictionner les jambes avec les mains trempées dans l'eau de son bain.

Le bain terminé, on donnera au malade un lavement à l'eau tiède, on lui mettra une ceinture mouillée de la manière déjà indiquée (voyez les figures D et E), puis on le fera coucher dans son lit on le couvrira très-bien et on lui donnera à boire de l'eau fraîche autant qu'il en désirera.

Si les crampes se renouvellent dans les bras et les mains, le ventre et les jambes, on frictionnera le malade avec les mains trempées dans l'eau tiède, sans oublier de lui donner un lavement à l'eau tiède, ce qui aura lieu toutes les heures.

Toutes ces opérations (c'est-à-dire les bains avec les frictions, la transpiration, le bain de siége et la ceinture) doivent être répétées de six heures en six heures pendant trois jours. Dans le cas d'une nouvelle attaque de choléra, on ne doit pas attendre que les six heures soient écoulées, mais aussitôt qu'elle se renouvellerait ; recommencer de suite l'opération complète telle qu'elle vient d'être indiquée ci-dessus.

Après trois jours écoulés, il suffit de la répéter de 12 en 12 heures, pendant six jours ; puis pendant quinze à vingt et un jours de vingt-quatre en vingt-quatre heures, et jusqu'au parfait rétablissement du malade. Le temps qu'on emploiera pour frictionner le malade, après trois jours écoulés, se bornera à quinze minutes ; puis on procédera tout à fait comme il a été dit en A et B. On n'oubliera pas de coucher le malade sur le côté, afin que si l'envie de vomir le prenait il pût le faire hors du lit.

D. S'il éprouve tous les symptômes dont on vient de parler et perd en outre ses forces complètes ainsi que sa présence d'esprit, qu'il ait la voix étouffée et sifflante, qu'il fasse entendre des plaintes douloureuses, qu'il ait la respiration froide, la figure d'une couleur terreuse, tout le corps froid, principalement les pieds, et les mains glacées, avec anéantissement presque complet du pouls, on peut être convaincu par ces indices que la maladie est à son plus haut degré d'intensité ; dans ce cas, les frictionnements dans le bain ne suffisant plus pour réchauffer le malade, après avoir disposé son lit et la couverture comme il est dit plus haut (voyez la figure F), on mettra le malade dans une

baignoire remplie d'eau chaude, de 30 degrés
du thermomètre de Réaumur, dans laquelle trois
ou quatre gardes-malades doivent le frictionner
pendant une demi-heure, en l'inondant toujours
de l'eau de son bain; après l'en avoir fait sortir il
faut l'envelopper dans trois ou quatre draps,
depuis le cou jusques et les pieds compris ;
mais cette fois les draps seront trempés dans l'eau
très-chaude, à tel point qu'un homme bien portant
ait de la peine à endurer la chaleur de ces draps
sur sa main nue (toutefois on fera attention à ne
pas échauder la peau du malade), puis on l'enveloppera dans la couverture de laine pour le faire
transpirer, et cela fait, on le couvrira parfaitement
avec plusieurs couvertures. Quelques minutes
après on tâtera les draps afin de s'assurer s'ils se
refroidissent, et s'il en était ainsi, on mettrait immédiatement le malade dans d'autres draps nou-
vellement trempés dans l'eau chaude. Ce changement des draps doit se répéter jusqu'à ce que le
malade ait commencé à se réchauffer (ce que l'on
saura lorsque les draps ne se refroidiront plus aussi
vite) ; on laissera alors le malade dans son dernier
emmaillottement, en le couvrant le mieux possible
pour que la transpiration se déclare.

Lorsqu'il aura bien transpiré, on enlèvera les
couvertures pour en sortir le malade, et on procé-

dera ensuite comme il a été dit au paragraphe C, c'est-à-dire on répétera les bains, l'emmaillottement, les lavements, les ceintures, les bains de siége, en un mot tout ce qui a été dit aux paragraphes A, B et C.

Dans le cas où les crises décrites en dernier lieu se renouvelleraient, il est indispensable de répéter continuellement l'opération avec les draps trempés dans l'eau chaude, jusqu'à ce que la chaleur revienne au malade et jusqu'à ce qu'il commence à transpirer.

§ 6. — Du choléra sec.

Le choléra sec est regardé comme plus dangereux, il est cependant facile de le guérir en employant exactement le procédé suivant :

Lorsque le malade éprouve tous les symptômes violents du choléra, et s'il n'a ni vomissements ni diarrhée, il faut le déshabiller, le coucher, lui donner à boire un verre d'eau fraîche (à chaque minute un verre). jusqu'à ce que les vomissements se déclarent ; on lui donnera de quinze en quinze minutes un lavement, ce qu'on répétera jusqu'à ce qu'il ait été à la selle.

Lorsque les vomissements et la diarrhée se seront déclarés, on continuera à lui donner à boire comme ci-dessus, jusqu'à ce qu'il vomisse une seconde fois, après quoi il continuera toujours à boire de l'eau pour pouvoir vomir la troisième et la quatrième fois; quant aux lavements on fera de même.

Après qu'il aura vomi et aura été à la selle quatre ou cinq fois même, on lui fera prendre un bain tiède, on le fera frictionner par trois ou quatre personnes pendant deux ou trois heures, tout en l'inondant de l'eau de son bassin, de la manière indiquée en C, jusqu'à ce que les douleurs et les crampes cessent. Ce résultat obtenu, on l'emmaillottera pour qu'il transpire (voyez encore en C), après quoi on suivra minutieusement les indications désignées en A et B jusqu'à la guérison du malade.

Tous les malades seront tenus d'observer la diète la plus rigoureuse (voir pour cela la description en B); ils se garderont bien de manger des légumes, du laitage et des aliments acides, des mets gras ou apprêtés avec des épices, ils se dispenseront aussi du café, du thé, du chocolat, comme aussi de toutes les boissons alcooliques en général, ainsi que je l'ai déjà dit plus haut.

OBSERVATIONS GÉNÉRALES.

1° Les excréments des cholériques doivent être jetés dans les fosses et ne jamais séjourner un seul instant dans la chambre.

2° Après chaque transpiration on lavera ou l'on rincera seulement dans plusieurs eaux, les draps dans lesquels le malade a été enveloppé, pour qu'ils soient toujours propres à un nouveau service. On fera exactement la même chose avec les bandes de toile ou les ceintures, pour qu'elles soient également fraîches.

3° Les effets du malade doivent être exposés en plein air.

4° Les croisées de la chambre seront ouvertes très-souvent pour chasser le mauvais air et le remplacer par le bon.

5° On se conformera rigoureusement à toutes ces prescriptions sans en négliger le plus minutieux détail.

C'est en employant ces moyens qu'on est parvenu en Autriche (et notamment les docteurs Steinbacher, Thiel, Gleich et autres, en 1849) à opérer des milliers de guérisons; moi-même j'ai eu le bonheur de sauver la vie à plus de deux cents personnes en Pologne et en Prusse, en 1849, et à Hambourg en 1850, et dans les principautés de Schleswig-Holstein. Je peux donc assurer que tout individu qui serait atteint du choléra peut être sûr d'en sortir sain et sauf si, dès le commencement de cette maladie, il se conforme strictement aux prescriptions que je viens d'indiquer.

FIN.

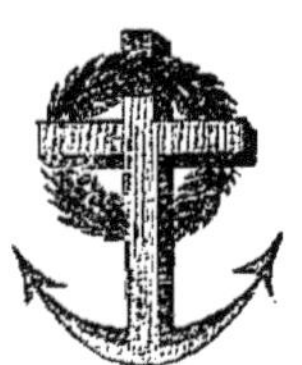

TABLE DES MATIÈRES.

Corbeil, typographie de Crété.

www.ingramcontent.com/pod-product-compliance
Ingram Content Group UK Ltd.
Pitfield, Milton Keynes, MK11 3LW, UK
UKHW020939120726
13693UKWH00004B/1432